Von Herzen schön

Illustrationen: Conny Wolf
Texte: Kurt Hörtenhuber
ISBN 978-3-900244-55-2

4910 Ried im Innkreis, Austria
Volksfeststraße 16/1
www.oups.com

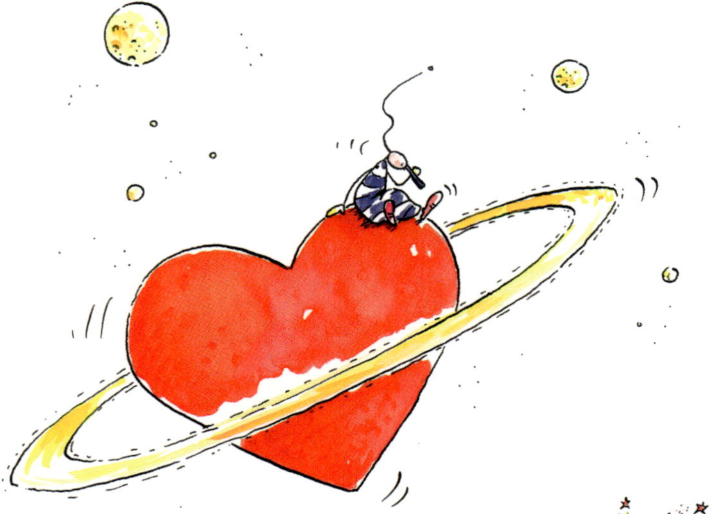

Die Geschichte von Oups.

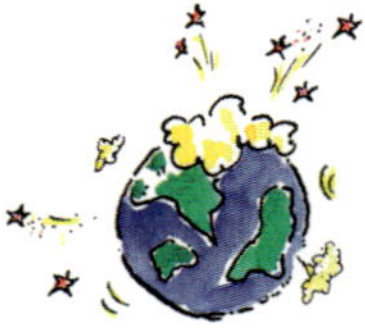

Oups lebt auf einem fernen Stern, dem „Planet des Herzen", auf dem das größte Gut die Liebe ist. Streit, Neid oder Missgunst kennt man dort oben nicht. Ganz im Gegenteil – einander Freude zu machen, ist das größte Glück dieser freundlichen Wesen. Weil Oups wissen wollte, warum die Menschen ganz anders leben, sich viele das Leben gegenseitig schwer machen, oft streiten, ja sogar Kriege führen, beschloss er zur Erde zu fliegen und den Menschen zwei Geschenke zu überbringen: die Liebe und die Freude …

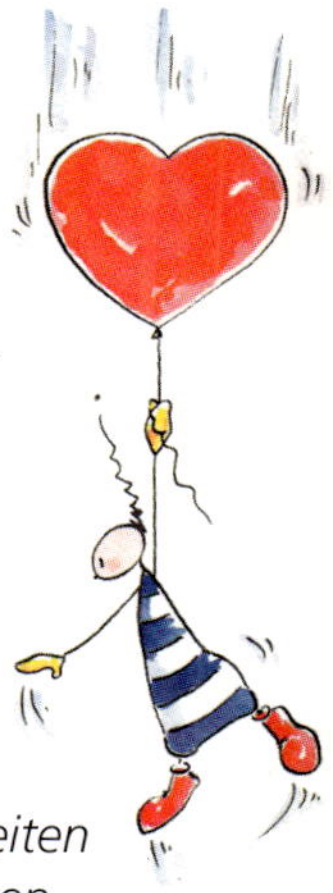

… so beginnt die Geschichte in „Oups vom Planet des Herzen", dem Band 1 der erfolgreichen Buchserie aus Österreich, die mit dem "Goldenen Buch" ausgezeichnet und bereits in 17 Sprachen übersetzt wurde.

Mit Oups möchten Künstlerin Conny Wolf und Autor Kurt Hörtenhuber ein Lächeln in die Welt senden… liebenswerte Gedanken, die Freude bereiten und zugleich ein bisschen zum Nachdenken anregen.

Das Faszinierende an
der Schönheit ist,
dass sie jeder
anders wahrnimmt.

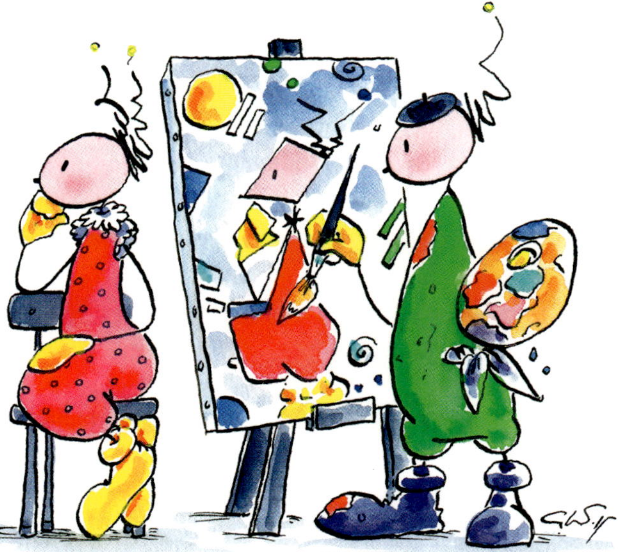

Von Herzen schön ist,
wer sich selbst
und anderen
mit dem Herzen begegnet.

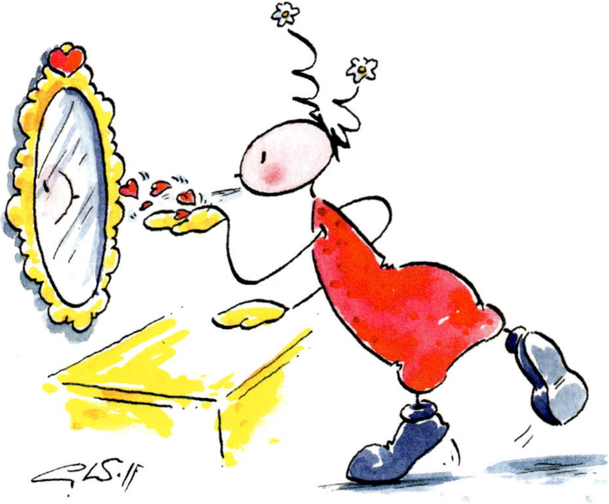

Auch unser Herz
möchte täglich liebevoll
gepflegt werden.

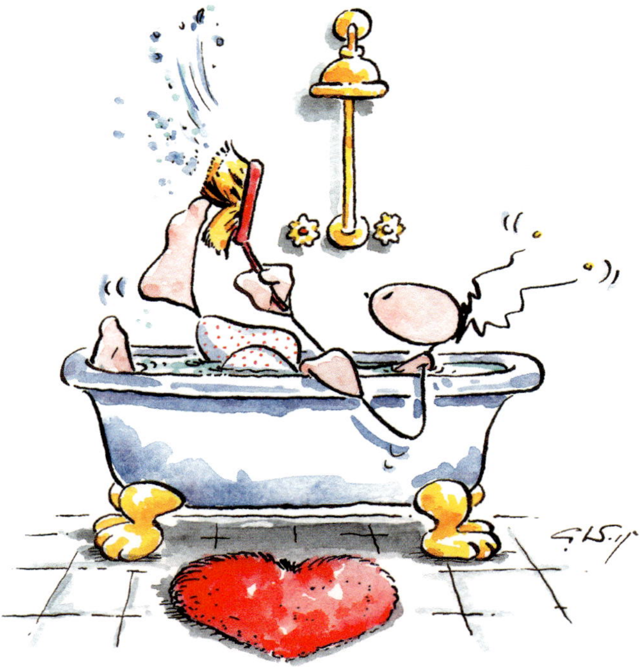

Ob wir das Schöne
am Leben erkennen,
ist eine Frage
der Betrachtungsweise.

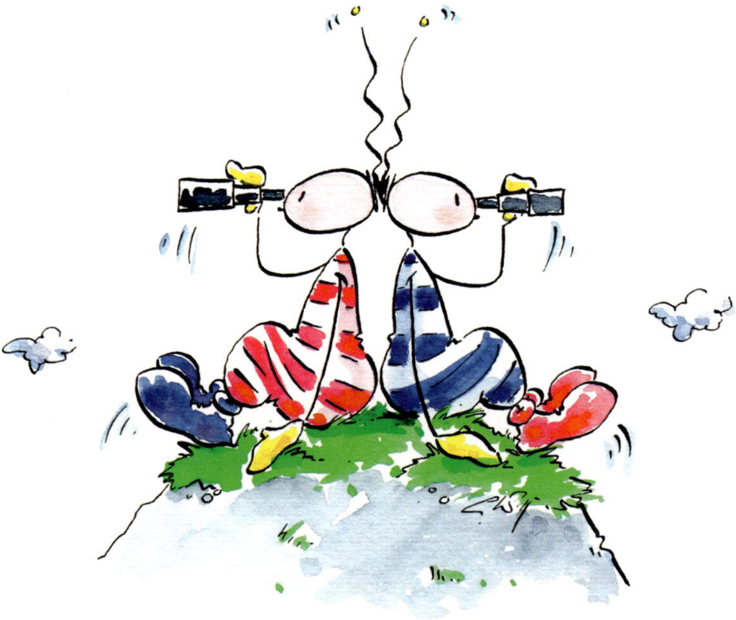

Mut zur Veränderung im Leben,
kann deinem Herzen
neue Impulse geben.

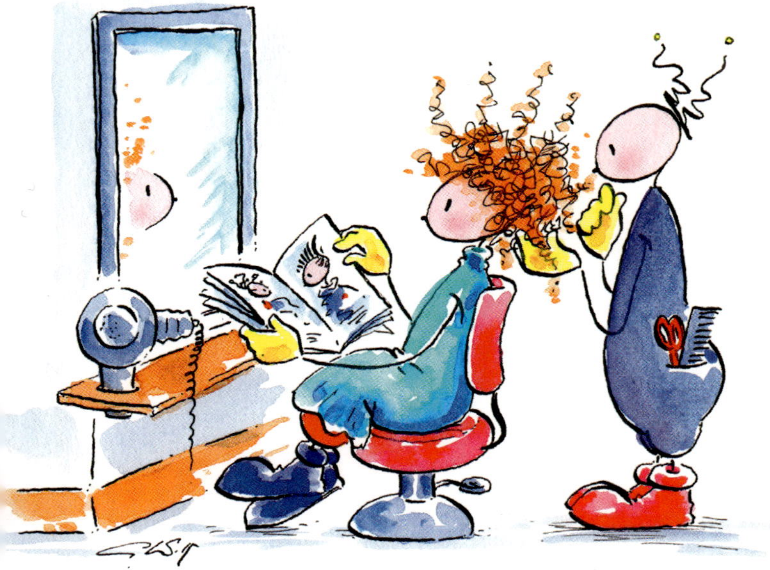

Je liebevoller wir
das Leben betrachten,
umso wundervoller
wird es uns erscheinen.

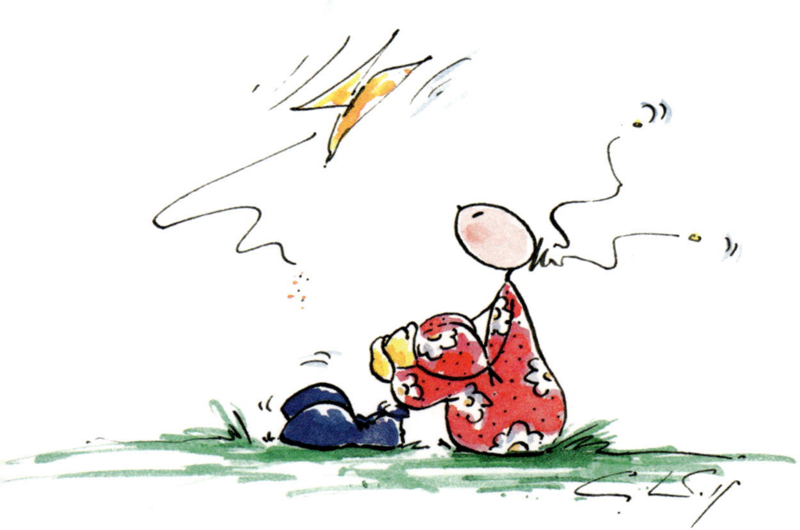

Ob Farbe, Muster oder Form –
für Schönheit gibt es keine Norm.

Selbst wenn so mancher drüber lacht.
Schön ist, was DICH glücklich macht.

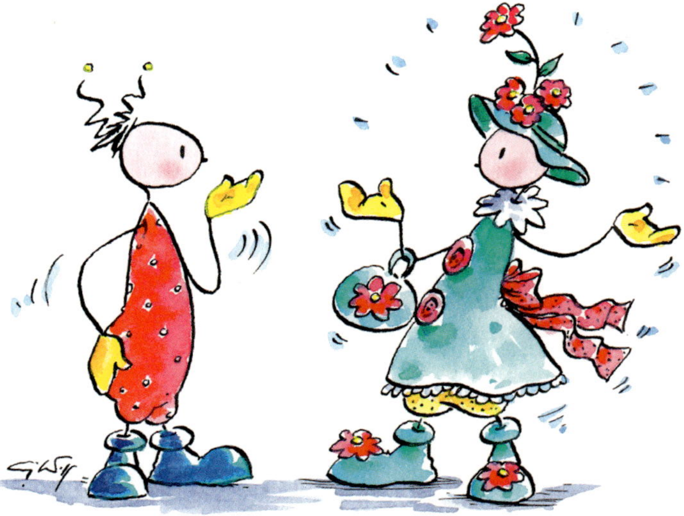

Alles was wir
mit Liebe machen,
bringt unser Herz
zum Lachen.

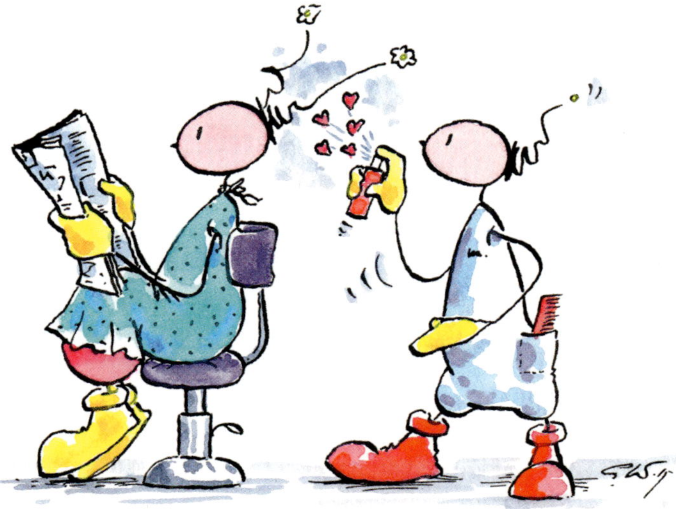

Anziehender als
das schönste Kleid
sind Humor
und Herzlichkeit.

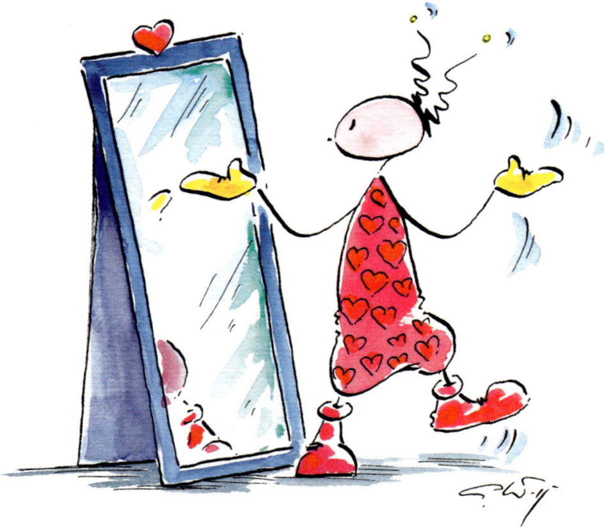

Schönheit ist so vielfältig
wie unser Leben.

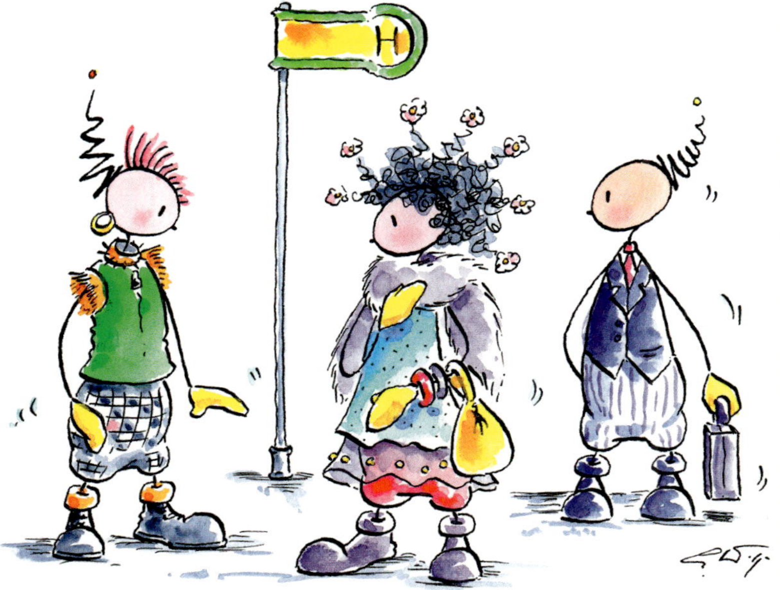

Das schönste Make-up
ist ein Lächeln,
das von Herzen kommt.

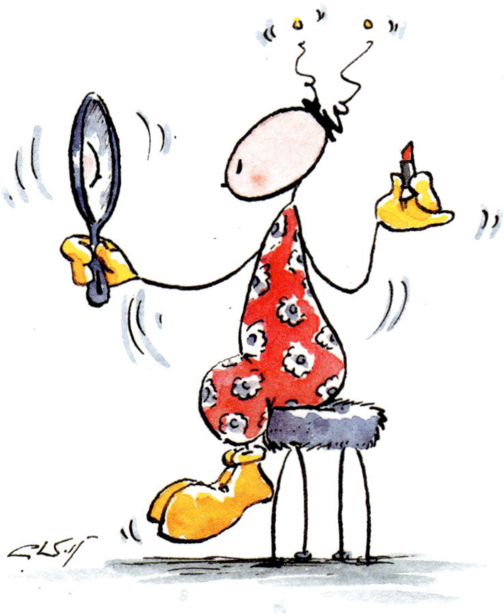

Manchmal erkennen wir
an uns selbst nicht,
was andere an uns lieben,
weil wir den Focus
auf unsere Schwächen
gerichtet haben.

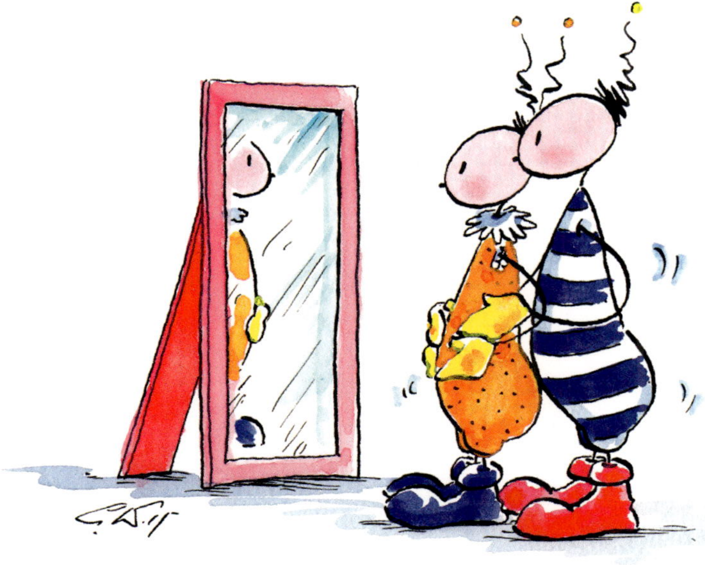

Durch die Augen der Liebe
ist jeder Mensch vollkommen.

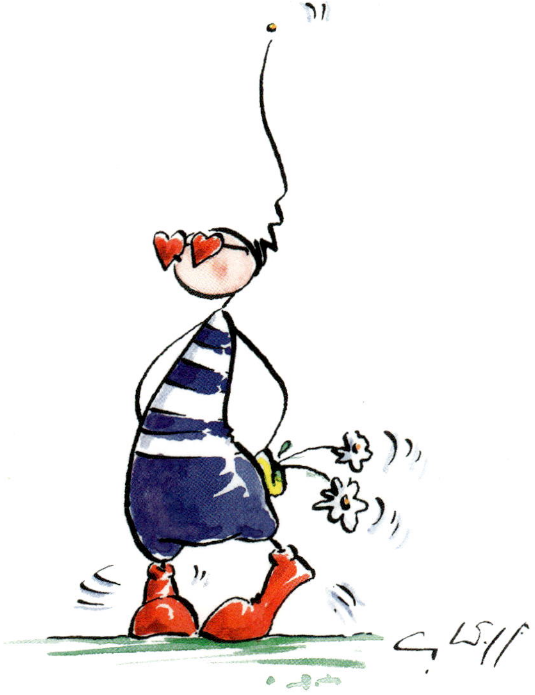

Ein Herz erfüllt mit Liebe
verliert nie an Anziehungskraft.

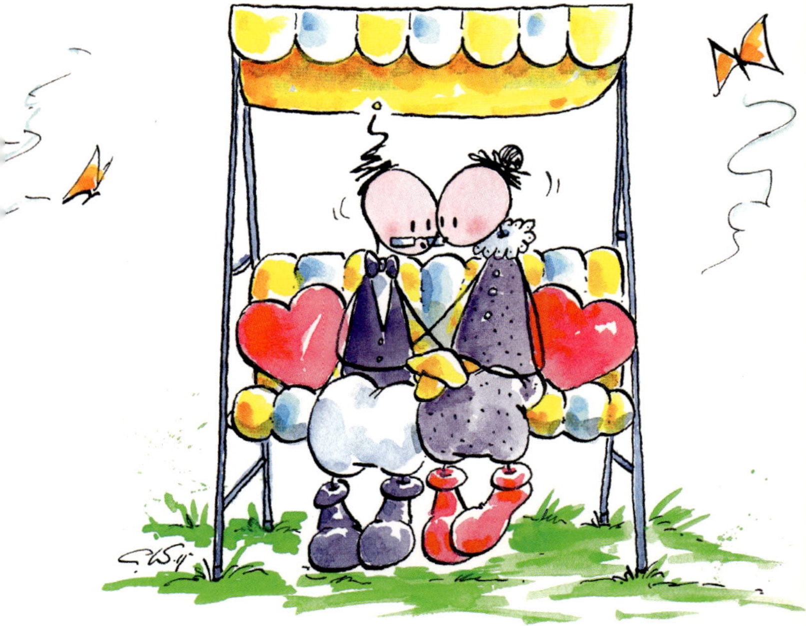

Pflege täglich
deine Gedanken,
denn sie werden deinen
Weg bestimmen
und sich in deinem
Äußeren widerspiegeln.

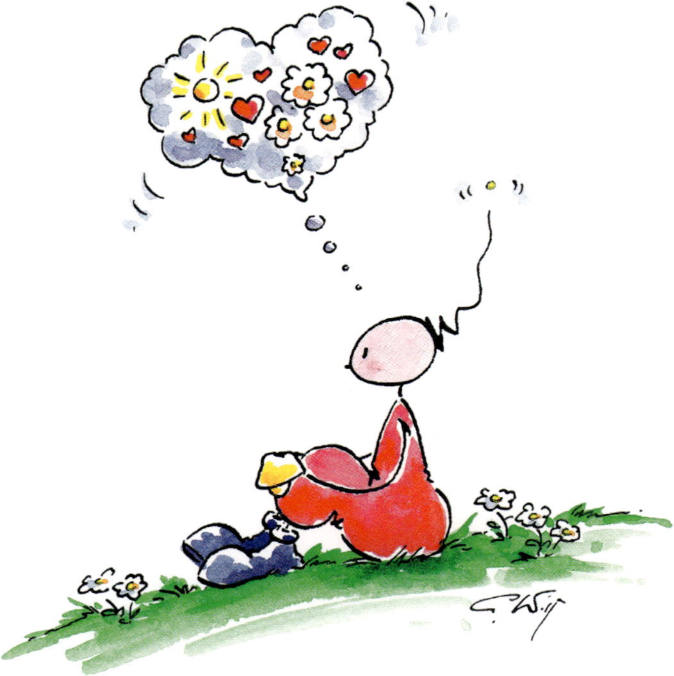

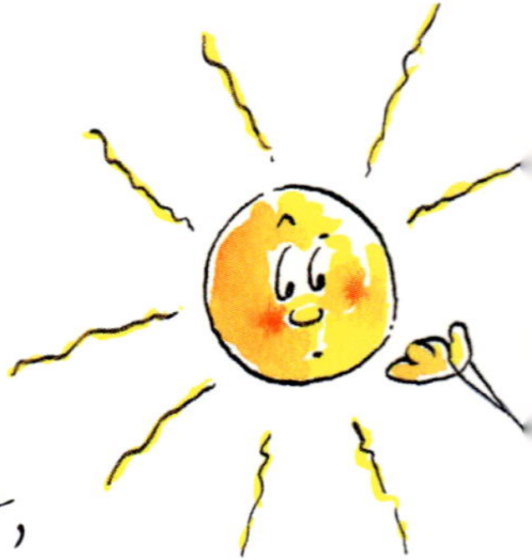

Wer das Leben
nicht genießt,
kann eines Tages
ungenießbar werden.

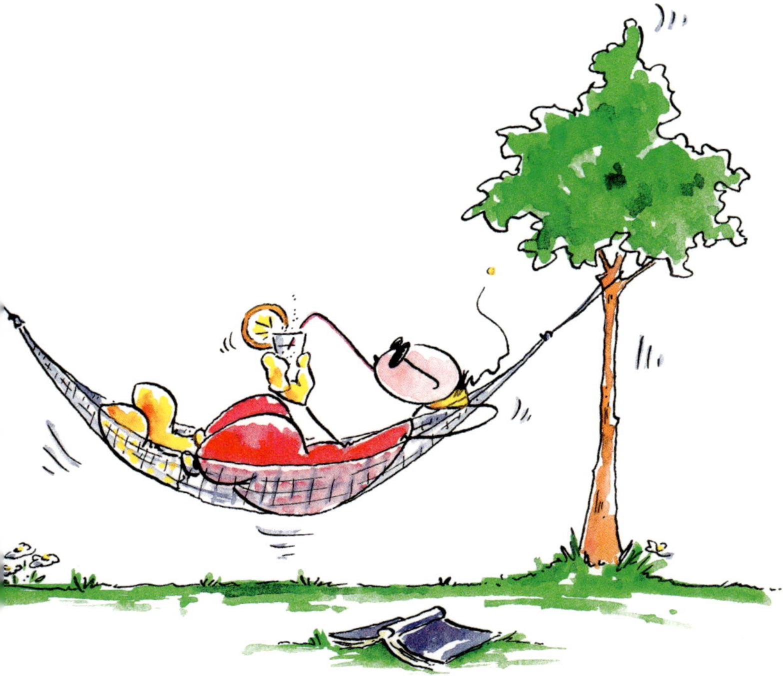

Mehr L(i)ebenswertes von „Oups"
finden Sie unter:

www.oups.com

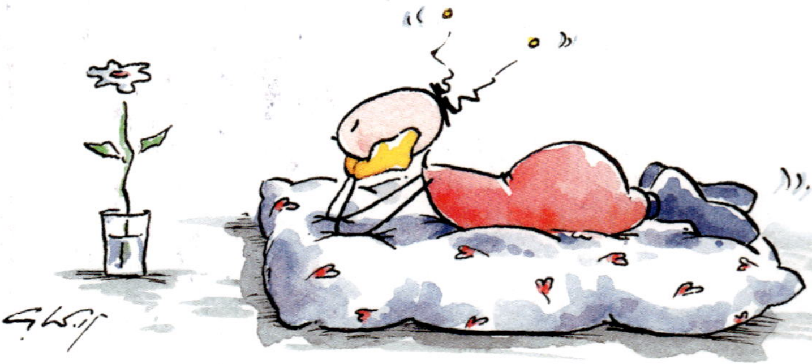